Te 34
398

LE CHOLÉRA

SON MODE DE PROPAGATION

ET LES

MOYENS DE S'EN PRÉSERVER

PAR

Le Dr MEYHOFFER

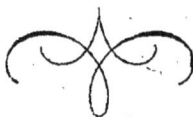

ÉDITEURS

ÉTABLISSEMENT LITTÉRAIRE VISCONTI
à Nice
RUE DU COURS, 2

CHARLES JOUGLA   V.-E. GAUTHIER & Cᵉ
à Nice   à Nice
PLACE DU JARDIN-PUBLIC, 1   DESCENTE DE LA CASERNE, 1

1865

LE CHOLÉRA

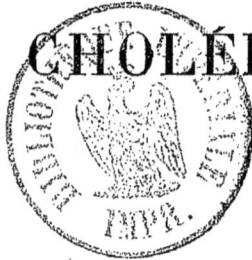

Nice. — Typ. V.-E. Gauthier et Cᵉ, descente de la Caserne, 1.

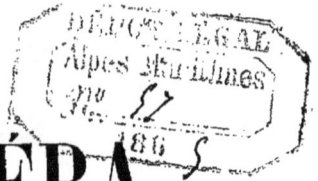

LE CHOLÉRA

SON MODE DE PROPAGATION

ET LES

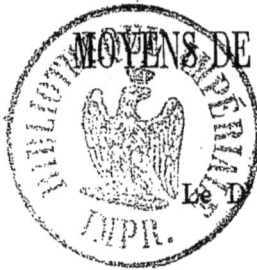

MOYENS DE S'EN PRÉSERVER

PAR

Le Dr MEYHOFFER

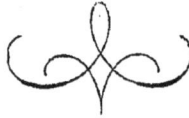

ÉDITEURS

ÉTABLISSEMENT LITTÉRAIRE VISCONTI
à Nice
RUE DU COURS, 2

CHARLES JOUGLA
à Nice
PLACE DU JARDIN-PUBLIC, 1

V.-E. GAUTHIER & Cᵉ
à Nice
DESCENTE DE LA CASERNE, 1

1865

AVIS AU LECTEUR

La panique que le voisinage du choléra a excitée à Nice (sans y avoir, cependant, fait son apparition), l'émigration des milliers d'habitants des villes infectées, montrent qu'évidemment les notions sur la nature de cette maladie sont encore enveloppées de beaucoup de ténèbres, et qu'il y aurait opportunité de faire part au public de ce que la science nous enseigne à ce sujet pour faire disparaître par ses rayons les spectres enfantés par l'obscurité.

Dans ce but, nous avons communiqué à la rédaction du *Journal de Nice* une petite Notice résumant en quelques lignes l'état actuel de la science sur la grave question : *Le choléra est-il contagieux ou non ?* L'empressement que le public a mis à enlever tous les exemplaires du journal qui contenait cet article nous prouve que nous ne nous étions point trompé.

Quelques doutes qui ont été élevés sur l'exactitude générale des faits que nous avons signalés, nous montrent que notre Notice, par sa brièveté, n'a pas suffi pour porter la conviction dans les esprits, et qu'il fallait au lecteur sérieux des preuves qui le mettraient à même de former son propre jugement.

Le sujet, d'ailleurs, est d'une actualité que personne ne méconnaît, et, pour que ce fléau cesse de porter la terreur dans les populations et le deuil dans les familles, il est important que chacun connaisse bien les voies par lesquelles le choléra se propage.

Partout, dans les localités infectées, les autorités prennent les mesures les plus éclairées et les plus propres à combattre ce terrible fléau, mais elles ne peuvent tout faire, il faut qu'elles soient secondées avec intelligence par les habitants. Or, ceci est impossible tant que les populations ne sont pas instruites sur les habitudes et la nature du mal, ou sur sa manière de se propager.

C'est ce que ces quelques pages se proposent de faire.

Nous espérons pouvoir convaincre les esprits, et que ceux qui voudront bien nous suivre comprendront, par la suite, la raison de ces précautions et la nécessité de s'y prêter, ainsi que la possibilité de se garantir de ce fléau sans abandonner précipitamment son foyer. Les préceptes que la science nous donne seront d'autant plus efficaces qu'ils seront plus généralement appliqués, et que chacun contribuera pour sa part au salut de tous.

LE CHOLÉRA

SON MODE DE PROPAGATION

ET LES

MOYENS DE S'EN PRÉSERVER

~~~~~

HISTORIQUE

Personne n'ignore que le choléra nous vient des Indes; de tout temps il y était connu par les indigènes et par les résidents européens sous deux formes, dont l'une se caractérisait par des diarrhées bilieuses; l'autre, bien plus grave, correspondait à notre choléra asiatique, et était là aussi commune qu'est chez nous la cholérine,— mais ne fréquentait que *la cabane du pauvre* et *du paria.*

D'après le journal asiatique, le choléra s'étendit sous forme d'épidémie aux Indes, en 1816; à la saison des pluies (mois de mai), le choléra se manifesta à deux endroits à la fois, séparés l'un de l'autre par 40 milles géographiques et la fin septembre le vit étendu sur plus de 10º de longitude.

Nous possédons sur ces épidémies de très-bonnes relations par des médecins anglais, et il n'est pas sans intérêt d'y relever déjà quelques points.

Il y avait eu alors des pluies extraordinaires causant de vastes inondations qui détruisirent les récoltes du riz (1816) et engendrèrent la misère et la famine.

L'épidémie commençait partout avec la plus grande violence, puis diminuait d'intensité et ne durait quelquefois *que peu de jours*, ordinairement quinze jours à trois semaines, et a persisté à Calcutta pendant des années. De hautes chaînes de montagnes, et particulièrement des localités *bâties* sur *des rochers*, étaient épargnées d'une manière remarquable.

Le choléra recherchait surtout les contrées richement peuplées; on remarquait déjà, alors, l'influence pernicieuse des eaux stagnantes, et des mauvaises *fosses d'aisance*. Au début, le choléra se répandit sur les rives des grands cours d'eau, qui étaient en même temps les voies du commerce; les localités sises aux bords des rivières étaient toujours les premières et les plus fortement atteintes.

Par terre, le choléra suivit également les grandes routes, et on remarquait qu'il ne se manifestait dans *aucun endroit* qui n'était pas en relation avec un autre où il dominait déjà. Lorsque l'épidémie éclata à Bombay (août 1818), on était déjà sûr du fait qu'elle y *avait été importée par un malade provenant d'une localité infectée.* D'autre part, on avait de même observé que la propagation du choléra suivait d'autres voies que celles des autres maladies contagieuses ; que *le contact le plus intime* avec les malades ne communiquait point la maladie

Depuis 1817, le choléra n'a jamais cessé d'exister aux Indes ; des épidémies plus ou moins violentes envahissaient tantôt une province, tantôt une autre.

Des Indes, le choléra suivit d'abord une marche vers l'Est, Sud, Nord-Est et Sud-Est (1819, Sumatra, Ile-de-France ; 1820-21, toute la Chine, les Philippines, Java ; 1823, Amboine, etc.) ; en 1821, il prit sa course vers l'Ouest et le Nord (Mascate, Bagdad, la Perse, l'Arabie) ; en 1823, il atteignit les côtes de la mer Caspienne (Astrakan), et d'autre part, celles de la Syrie, de la Méditerranée (Antioche, Alexandrie). Jusqu'en 1829, la maladie semblait s'être épuisée, lorsqu'elle éclata de nouveau aux frontières de l'Europe, à Orembourg, importée par des Tartares, et en 1830 de nouveau à Astrakan, en relation avec la Perse, d'où elle se répandit en Europe.

Il remonta d'abord le cours du Volga et éclata à Moscou.

Dans une année, toute la Russie fut envahie par ce fléau, et la guerre russo-polonaise (1831) a grandement contribué à sa propagation en Pologne.

En 1831, Berlin et Vienne furent, en Allemagne, les premières visitées, et en 1832 le choléra parut pour la première fois à Londres, traversa le détroit d'un seul bond et vint à Paris ; il se manifesta pour la première fois à Quebec (Amérique), pendant la grande émigration de l'Angleterre où le choléra dominait. Il visita d'abord les quartiers habités par les marins et les émigrants, et cependant on n'a pu constater le débarquement d'aucun cholérique.

Jusqu'en 1837-38, les épidémies se suivaient en Europe, tantôt isolées, tantôt jetant des rayons partant d'un centre, et visitant les contrées jusqu'alors épargnées (Espagne, 1833-34; Suède, 1834; la haute Italie, etc.), ou parcourant de nouveau d'anciennes localités (Berlin, 1832-1837).

Pendant neuf années, depuis 1838, le choléra ne reparut presque plus en Europe, sauf à Pétersbourg où il ne faisait que des victimes isolées parmi les pauvres.

En 1846, une nouvelle épidémie se déclara aux Indes et fit de là une invasion très-rapide en Perse, dans la Turquie asiatique et jusqu'au Caucase. Ce qui distingue cette invasion des précédentes fut la grande rapidité de sa marche; déjà en janvier 1847, elle se manifesta à la Mecque; elle traversa le Caucase et en septembre de la même année fit de nouveau son apparition à Moscou (Pirogoff).

En 1848, une épidémie très-générale et d'une grande intensité se répandit avec rapidité à l'Est, au Nord et dans l'Europe centrale (Petersbourg en juin, Berlin en juillet, Hambourg et Londres en septembre, Norwége en décembre, etc.).

Vers la fin de 1848, elle apparut dans les ports de mer des Etats-Unis d'Amérique (New-York, New-Orléans). Au printemps de 1849, Paris, à son tour, eut de nouveau à en souffrir; en 1832, le choléra avait mis presque dix mois pour traverser le détroit; en 1849, il ne mit que quatre mois (en 1853, le choléra traversa l'espace entre le Havre et Paris en 25 jours), et envahissait une grande partie de la France et de la Belgique.

En 1852, Berlin fut de nouveau le siége d'une épidémie venant de la Pologne. Les années 1854-55 virent d'autres épidémies violentes en Bavière, en Autriche, en Italie, en Espagne, et en 1855 le choléra apparut pour la première fois en Suisse (Bâle, Zurich et Arau), où nous eûmes l'occasion de l'observer.

Depuis 1856, plusieurs petites épidémies de peu d'importance se manifestèrent dans différentes parties de l'Europe, mais aucune ne prit l'importance de celle qui éclata dans l'hiver de 1864-65 en Asie, à la Mecque, au Caire, Alexandrie, Constantinople, d'où elle fut importée en Italie et à Marseille. Ce n'est pas encore le moment de faire l'histoire de l'épidémie qui sévit encore à Marseille et Toulon ; les documents ne peuvent pas encore en être recueillis.

Cause et mode de propagation du choléra

Pendant longtemps, il n'existait que contradiction parmi le corps médical sur la question de savoir si le choléra était contagieux ou non. Peu à peu, en réunissant les faits les mieux établis, le jour commença à se faire et l'on a su séparer ce qui n'est qu'accidentel de ce qu'il y a de constant et d'invariable.

Le choléra, partout où il s'est montré, depuis l'Equateur jusque vers le pôle du Nord, présente toujours les mêmes caractères, qu'elle qu'ait été, du reste, la position sociale de l'homme dont il faisait sa victime. Ni le climat, ni l'état de civilisation ne semblent exercer d'influence, ni sur son caractère, ni sur sa marche, ni sur les lésions anatomiques qu'il occasionne.

Avant 1830, il fut inconnu en Europe, et, comme nous avons vu, il nous vint des Indes. Tout ceci fait conclure que le principe du choléra est indépendant de circonstances ou de conditions extérieures, qu'il est partout le même, produisant les mêmes phénomènes d'intoxication chez le Tartare que chez l'homme entouré de tout le comfort de la civilisation. Cet agent

capable de traverser les mers et les steppes, de déployer
son action délétère près du pôle du Nord comme sous
la zone torride, on l'appelle le *poison du choléra*. Quelque part que le choléra se montre, il faut que ce *poison*
ait été présent.

Mais on a aussi remarqué qu'il existe des circonstances favorables à son action plus intense, ou à sa
reproduction. Il est très-important de ne pas confondre
le poison avec les causes auxiliaires de son développement. Il y a des cas où évidemment le poison seul, sans
concurrence avec d'autres causes, a provoqué la maladie;
il y en a d'autres où les causes auxiliaires ressortent
avec une telle évidence, qu'on serait facilement tenté de
perdre de vue la vraie cause spécifique.

Causes spécifiques du choléra

La cause spécifique du choléra se propage *par l'homme dans ses relations avec ses semblables.*

Pour bien constater cette voie de propagation, les petites épidémies, les faits isolés et locaux, rendent, non seulement l'investigation plus simple, mais en même temps plus sûre, plus conclusive et plus évidente. Ce sont des cas consignés par milliers dans les lettres que ceux où des hommes venant d'un lieu infecté arrivent malades dans une localité jusqu'à ce moment tout à fait épargnée par le fléau, et bientôt ceux qui habitent la même maison, ou ceux qui les soignent tombent malade à leur tour, et cette maison devient le foyer de toute une épidémie.

Des observations de ce genre ont été faites par centaines dans tous les pays que le choléra a visités. Toutes ces observations répondent aux exigences de la critique la plus sévère; il n'y a pas de doute que les malades ont communiqué à leur entourage en bonne santé *quelque chose* qui l'a rendu malade. On peut diviser ces cas en plusieurs catégories:

1re Ceux où l'importation de la maladie par un seul individu n'a eu d'autres suites que l'infection de peu de personnes, quelquefois d'une seule, *sans gagner de terrain*, soit, sous l'influence de procédés désinfectants, soit même sans l'emploi de ceux-ci. Ces cas sont les plus nets, parce que la communication de la maladie s'est déclarée sans aucune influence épidémique et a été purement occasionnée par la personne provenant d'un lieu infecté ;

2o Une autre série comprend les cas où les malades qui ont importé le choléra deviennent le noyau d'une épidémie. Cela peut arriver de deux manières : ou les premiers cas qui se manifestent sont dans le voisinage immédiat de celui qui apporta le choléra de loin, et la question d'importation se trouve singulièrement simplifiée ; ou bien c'est après l'arrivée d'un cholérique que plusieurs autres cas se déclarent, mais non dans le voisinage du malade, et, en apparence, sans aucun rapport avec lui.

Voici de qu'elle manière Pettenkofer explique cette circonstance. Il est indubitable que les nouveaux cas de choléra ne proviennent pas du premier, que ce sont eux, au contraire, qui ont été les vrais propagateurs de la maladie ; mais ces sujets malades n'ayant été affectés d'abord que d'une diarrhée non suspecte, ont, néanmoins, disséminé le *poison du choléra* dans la localité.

3o Il arrive de même *qu'au milieu d'une épidémie* on a souvent l'occasion de constater la propagation de la maladie par des malades. C'est surtout dans les hôpitaux qu'on a observé de la manière la moins équivoque des faits de ce genre, à Kiew (Mazonn), à Breslau (Haller Dittel) et dans un grand nombre d'autres villes. Briquet fournit à ce sujet les faits les plus évidents : il montre que, par l'admission d'un cholérique dans une des salles les mieux aérées de la Charité, la maladie s'est propagée de lit en lit et de salle en salle.

En relation avec les faits que nous venons de signaler (de la propagation du choléra par l'homme) est l'immunité dont ont joui quelques petites localités qui avaient suspendu toute relation avec les endroits infectés ; 34 localités des environs de Bromberg en Prusse, ayant isolé le premier cas de maladie qui s'y est déclaré, et ne permettant pas de rapports avec les endroits suspects, n'ont *plus eu aucun malade*

La cour de l'empereur de Russie, au nombre de 10,000 personnes, s'isola, en 1831, à Peterhoff et Zarskojesela, et pas un cas ne s'y est déclaré.

Le fait le plus important et le mieux établi dans les dernières épidémies du choléra, est que le *poison du choléra* peut être disséminé par ceux qui ne sont affectés que par la *diarrhée cholérique*. Des hommes atteints légèrement par les causes spécifiques du choléra, dans le lieu de l'infection, peuvent vaquer à leurs affaires et ne présentent aucun des symptômes du choléra ; toute leur indisposition ne consiste que dans un léger dérangement d'entrailles, auquel ils ne prennent même point garde ; ils voyagent peut-être, ou s'éloignent pour fuir l'épidémie, arrivent dans une ville ou village qui, jusqu'à ce moment a été épargnée par le fléau, et bientôt un ou plusieurs cas se déclarent dans l'entourage du nouvel arrivé, pendant que celui-ci, ou bien est délivré de son indisposition, ou bien celle-ci a pris un caractère plus grave. Ce développement du choléra, mis hors de doute par de nombreux faits, jette un grand jour sur la propagation du choléra *par l'homme*. Ceux chez lesquels le choléra s'est développé ne peuvent plus voyager, mais les cas sont assez fréquents où ceux qui ont quitté une localité infectée importent avec eux le germe du choléra, y succombent dans leur nouvelle résidence, et deviennent le foyer d'une nouvelle épidémie; en outre, les cas sont encore bien plus nombreux de ceux qui ne subissent l'influence délétère de l'épidémie que sous forme d'une légère diarrhée, en guérissent rapidement et n'en sont pas moins la cause d'une épidémie meurtrière, au sein d'une population jusqu'alors dans les meilleures conditions de santé. Ce sont précisément ces malades légèrement atteints, qui voyagent, qui deviennent les moyens de propagation du plus près au plus loin, et causent ces épidémies souvent en apparence si inexplicables. Le voyageur qui ne s'arrêtera quelque part que pour satisfaire à un besoin impérieux, peut laisser dans cet endroit un poison, qui, dans des circonstances favorables à son développement, causera une épidémie que personne ne pourra tracer.

Tandis que le fait que nous venons de consigner, à savoir : « que les hommes affectés de la *diarrhée cholérique* peuvent répandre autour d'eux le choléra, » se

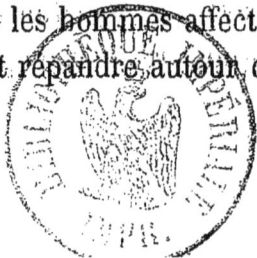

2

trouve au-dessus de toute contestation, on n'est pas aussi certain de la question de savoir si les *hommes bien portants*, arrivant d'une localité infecté, peuvent être les porteurs du poison. Des exemples isolés, publiés par Bricquet, Pettenkofer, Gœring et autres, sembleraient confirmer cette probabilité ; mais il existe toujours la possibilité que ces personnes, en apparence bien portantes, aient été affectées à un moindre dégré par la diarrhée spécifique, et rentreraient, par conséquent, dans la catégorie précédente.

Le choléra se propage donc par des malades, soit du choléra confirmé, soit seulement de la *diarrhée spécifique*, et peut-être aussi par des hommes en bonne santé qui viennent d'un foyer d'infection ; ainsi donc, la maladie doit être déclarée contagieuse dans le sens restreint du mot, et non pas en y attachant les théories de *miasmes* et autres.

La question de savoir quel est, dans le choléra, le principe délétère, a, de bonne heure, occupé les médecins, et on a cherché à découvrir, par des infections artificielles pratiquées sur des animaux, si le sang ou les déjections des cholériques contenait du poison.

Les essais d'inoculation et d'injection avec le sang des cholériques faits par Namias, Magendie, Schmidt et Lauder-Lindsay, ne donnèrent que des résultats négatifs ou sans valeur. Meyer et Thiersch ont opéré sur les déjections des cholériques et les expériences du dernier surtout, faites avec des déjections de cholériques séchées, ont eu toutes pour résultat de produire sur les

sujets de l'expérience tous les phénoménes du choléra,
soit sous le rapport des symptômes, soit sous celui des
lésions anatomiques. On connait de même plusieurs
exemples de chiens, de chats et de cochons, morts avec
tous les symptômes du choléra, pour avoir avalé volon-
tairement les déjections des cholériques. Ces expériences,
comme aussi les faits bien établis qu'une diarrhée spécifique peut donner lieu à une épidémie du choléra,
mettent hors de doute que *les déjections* des cholériques et de ceux qui sont atteints d'une diarrhée en
apparence non suspecte, mais néanmoins spécifique,
sont le *véhicule du poison du choléra.* Ceci est de plus
encore prouvé par l'infection des personnes qui n'é-
taient en aucun rapport avec des cholériques mêmes,
mais qui avaient manipulé et lavé les linges salis par
les évacuations des cholériques. Pettenkofer et Delbrück
ont observé plusieurs cas d'infection provenant de cette
cause.

Une autre preuve, quoique négative, non moins
concluante, est « qu'une désinfection abondante des
fosses d'aisances a plusieurs fois arrêté d'une manière
frappante le progrès de l'épidémie. » Ainsi à Trauns-
tein (Pettenkofer) et Ulm, cette dernière ville qui pos-
sède tant de causes locales favorables à une épidémie
du choléra, n'a eu, grâce aux mesures énergiques de
désinfection, que très-peu de cas.

C'est Pettenkofer qui, le premier, a reconnu l'influence toxique des excréments. Une foule de faits
jusqu'alors incompréhensibles et contradictoires, ont été

rendus clairs et explicables. On a souvent remarqué que
l'infection produite par des cadavres était bien plus
intense : cela s'explique par l'adhérence des matières
fécales au corps; il en est de même de la propagation
bien plus active du choléra par les petits enfants que par
les adultes ; leurs évacuations et leur linge sale sont
souvent laissés dans les chambres, et la propreté des
enfants mêmes, laisse fréquemment beaucoup à dé-
sirer.

Les voies ordinaires de la propagation du choléra par
les évacuations sont : le transport et la manipulation
des vêtements et du linge sales, mais plus particulièrement, lorsqu'étant jetées dans les fosses d'aisance,
puits perdus ou sur le fumier, elles y développent un
principe infectant qui se répand dans l'air de la maison,
ou du voisinage immédiat.

Le développement de ce principe délétère est d'*autant
plus prompt et actif* que les déjections cholériques sont
mêlées avec des *substances animales en putréfaction*.
On a constaté ce fait dans beaucoup de maisons où
quelques appartements exposés aux émanations directes
des lieux d'aisance étaient ravagés par le choléra, tandis
que les pièces qui n'y étaient point exposées en étaient
épargnées; il paraîtrait que tout le contenu des fosses
d'aisance subit des décompositions particulières par
le mélange des selles des cholériques, et qu'il devient
favorable à la reproduction de ce poison, en forme de
gaz ou de molécules flottantes dans l'air. C'est de cette
manière que paraissent se former par des déjections

spécifiques mêlées aux matières fécales des fosses, de nouveaux foyers d'infection plus ou moins actifs. C'est par ces intermédiaires et par un nombre d'hommes relativement petit, qu'une épidémie peut s'étendre sur toute une ville, comme Pettenkoffer l'a montré par les gardiens du Palais de Cristal, à Munich, en 1854.

C'est de ces foyers d'infection que le principe toxique se répand et se propage; et le choléra se distingue des autres maladies contagieuses en ce qu'il se propage d'une manière directe par les malades, mais aussi indirectement, en ce que le malade ne fournit qu'une substance qui se développe en dehors de lui.

Par ces foyers d'infection s'expliquent ces maladies par groupes, localisées dans quelques maisons ou dans une ou quelques rues. Contre la contagion, dans le sens ordinaire du mot, on trouve des faits comme celui de la prison pénitentiaire de Massachussets (Hirsch), où un prisonnier cellulaire fut pris du choléra et dans l'espace de 24 heures, 205 prisonniers tombèrent malades sans qu'aucun d'eux eût été en relation avec les autres détenus; il y avait là évidemment un puissant foyer d'infection.

Un pareil foyer peut encore se trouver dans une maison dont tous les habitants ont été enlevés par ce fléau; à Pétersbourg, Mitau, Riga, Dorpat, on a vu des familles prises du choléra en venant habiter les maisons dont tous les habitants précédents avaient succombé; même une courte visite peut quelquefois suffir pour être pris de la maladie. Ces foyers ne se

forment point spontanément, mais par *quelque chose*
que les *malades y déposent*.

D'après tout ce qui vient d'être dit sur la propagation
directe du choléra par l'homme, la question de savoir
si ce *mode de propagation est le seul* se soulève tout
naturellement.

Rien, jusqu'à présent, n'a prouvé d'une manière irré-
fragable que le choléra se propage par d'autres voies
que celle que nous venons d'indiquer.

On peut considérer l'*atmosphère* comme presque le seul
moyen, en dehors des relations des hommes, par lequel
la propagation du choléra peut avoir lieu. On ne peut
pas douter que le poison du choléra ne soit susceptible
de flotter dans l'air pendant quelque temps ; comme
nous l'avons vu, ce sont particulièrement les déjections
des cholériques qui le contiennent ; c'est aussi l'atmosphère la plus proche de ces derniers qui sera la plus
dangereuse : c'est ce qui explique les infections souvent
circonscrites dans quelques maisons qui contiennent le
foyer d'infection, mais aussi l'extension plus grande sur
toute une ville par la diffusibilité de ce poison dans l'air.

Mais admettre que le poison du choléra puisse se
répandre dans l'air dans un certain rayon, ne veut pas
dire qu'il traverse de cette manière les pays et les mers.
Depuis les premières épidémies aux Indes, on a constaté
que leur propagation était tout à fait indépendante des
courants des vents, et suivait souvent une marche in-
verse. Aussi cette idée a dû être entièrement aban-
donnée. Si le poison du choléra est un gaz, il peut être

mêlé à l'air des grandes villes comme l'ammoniaque et les vapeurs et cela d'autant plus qu'il se reproduit toujours de nouveau ; de cette constitution d'air particulière, il résulte que chacun se sent pour ainsi dire sous l'influence cholérique.

Dès que le gaz délétère atteint les hautes régions de l'air, il se dissipe et on ne connaît aucun exemple où le choléra ait fait son apparition, sans que l'endroit ait été en rapport, soit par terre ou par mer, avec une localité infectée par la maladie.

Une autre voie possible de propagation du choléra serait l'*eau potable;* cette manière de se propager n'est point seulement possible, mais, de plus, prouvée par les faits les plus éclatants, publiés par Snow et Pettenkofer. Il ressort de ses observations que le mélange des déjections avec l'eau de rivière, par laquelle elles s'introduisent dans l'eau potable, peuvent donner lieu à tous les accidents du choléra. Très-importants, sur ce sujet, sont les faits communiqués par Simon, d'après lesquels les habitants de Londres, pourvus de l'eau de la Tamise que l'on puisait dans un endroit où ce fleuve avait déjà reçu les débouchés d'un grand nombre d'égoûts de la ville, perdaient 13 p. mille du choléra, pendant que les *autres vivant dans les mêmes conditions*, mais faisant usage d'une eau pure, ne perdaient que 3, 7 p. mille habitants : ces chiffres sont d'une grande éloquence. Pettenkofer a de même prouvé que les eaux de fontaines, de puits, peuvent être imprégnées de substances délétères provenant des cloaques et puits perdus, du voisinage, par l'infiltration du terrain, sans que leur présence se trahisse par l'odeur ou le goût de l'eau. Delbrück signale de son côté des observations analogues.

Cependant, il ne faudrait pas croire que cette voie de propagation soit générale : elle est, au contraire, *exceptionnelle*, et exige le concours de circonstances que l'on n'est point encore parvenu à contrôler.

On doit toujours se méfier d'une eau provenant d'un puits ou d'une fontaine dans le voisinage desquels se trouve une cloaque ou puits perdu.

La nature du poison est encore inconnu; venu des Indes en Europe en 1830, après avoir fait un long voyage, il s'est montré partout le même, ses effets ont été identiques, sous tous les climats et dans chaque position sociale. Quand on considère combien la putréfaction des substances organiques et l'humidité qui la favorise, augmentent l'intensité de l'action du poison, et le multiplient, on ne peut guère se défendre de l'opinion que le poison du choléra soit un produit d'une condition particulière et spécifique de la putréfaction des substances organiques.

En résumant les différentes voies de propagation, mises hors de doute par les observateurs de tous les pays où ce fléau a fait son apparition, nous trouvons :

1° Les rapports des hommes,

2° Que c'est par les déjections que se propage *essentiellement* la maladie ;

3° Qu'une diarrhée simple, mais spécifique et sans aucun danger pour celui qui en est atteint, peut causer

une épidémie dans une localité jusqu'alors complètement épargnée par le choléra ;

4° Les expériences faites avec les déjections cholériques sur des animaux, prouvent qu'elles contiennent
le poison du fléau ;

5° Que, par conséquent, les excréments, tant des
cholériques que de ceux atteints d'une diarrhée en apparence innocente, mais néanmoins spécifique, sont les
véritables véhicules de la contagion ;

6° Des vêtements, linge, etc., salis par des matières
provenant des évacuations de cholériques peuvent être
les moyens d'infection ;

7° Les cloaques et lieux d'aisance forment des véritables foyers d'infection ;

8° Les gaz qui s'en dégagent et se répandent dans
l'atmosphère peuvent donner lieu à une épidémie qui
s'étend sur toute une ville ;

9° L'eau potable imprégnée de substances délétères
provenant de cloaques ou puits perdus se trouve aussi
exceptionnellement un moyen propagateur ;

10° La nature du poison est encore inconnue, mais
il est probable qu'il est le résultat d'une putréfaction
spécifique des matières organiques.

Il nous reste maintenant encore à examiner les causes
auxiliaires du choléra.

Le choléra ne domine jamais avec une égale intensité sur toute une ville, sur tout un pays.

Quelques localités sont particulièrement visitées par
ce fléau , tandis que d'autres, en rapport constant

avec les endroits infectés, montrent une immunité frappante. Il en est même de certains quartiers, rues et maisons des villes, où chaque épidémie nouvelle semble établir son quartier général, tandis que d'autres demeurent intacts.

Nous avons déjà dit plus haut que le choléra forme des foyers d'où émanent les infections ; ainsi à Berlin, dans chaque épidémie, presque sans exception, les quartiers dans l'intérieur de la ville traversés par la Sprée et entourés de fossés, ont toujours été le siége de prédilection du choléra. A Téplitz, le choléra éclata deux années de suite dans la même maison, située sur un canal et se répandit de là plus loin.

A Edimbourg, le choléra débuta, en 1848, dans la maison même où il avait pris son point de départ en 1832.

A Leith, en 1848, le choléra éclata dans la même maison, et à Pallakshews dans la même chambre qu'en 1832. A Gröningen, en 1832, il n'avait fait de visites que dans deux maisons, dans les meilleurs quartiers de la ville ; il débuta par ces mêmes maisons en 1848.

A Reims, qui n'avait eu que de petites épidémies, le choléra éclata, en 1849 et 1854, dans la même maison ; la première fois, tous les habitants succombèrent ; la dernière fois, ce fut la moitié et les autres s'enfuirent. Ces citations suffisent, mais on pourrait les multiplier à l'infini.

Cette apparition locale du choléra doit avoir pour cause une disposition particulière.

Lorsqu'on s'informe des lieux particulièrement pré-
disposés au choléra et de quelles circonstances cette
prédisposition dépend, on reçoit pour réponse les observations suivantes :

A) L'élévation du lieu, relativement à la mer, n'exerce
aucune influence préventive. Il n'en est plus de même
lorsqu'il s'agit de la position relative des terrains dans
une localité ou dans une contrée. Fourcault a montré
par plusieurs exemples de villes en France, bâties en am-
phithéâtre, que l'on pouvait toujours les diviser en trois
zones : les parties les plus basses étaient le siége prin-
cipal de l'épidémie ; la partie moyenne, où la maladie
régnait plus modérément, et enfin la zone la plus élevée,
qui ne présentait point ou très-peu de cas. L'exemple
le plus frappant sous ce rapport est celui de Londres,
où la mortalité diminuait, pour ainsi dire, avec chaque
pied d'élévation. Pettenkofer fit ces mêmes observations
pour Munich, et Rilliet et d'Espine pour Genève.

Cependant, ces observations ne se confirment pas
partout ; ainsi, dans l'épidémie, à Marseille, de 1834-35,
c'était particulièrement dans les quartiers les plus élevés
de la ville que le choléra dominait le plus ; la même
chose a eu lieu à Prague (1849-52).

Il résulte de ces observations, à première vue contradictoires, *que l'agent*, que l'élévation du lieu, ou sa
position basse relative, modifie, *doit être variable*. La
plus ou moins grande humidité du terrain, des maisons ;
l'accumulation plus ou moins grande de matières putrescentes, l'infiltration du sol par ces dernières, et l'é-

manation des gaz dans l'air, constituent des causes
auxiliaires dans les parties basses d'une ville. Des conditions analogues peuvent se rencontrer dans les parties
supérieures, et surtout le mauvais emplacement et la
construction défectueuse des lieux d'aisance, qui, dans
beaucoup de maisons, ne sont que des cloaques (Marseille), rendent, d'autre part, compte de la mortalité qui
prévaut dans ces quartiers. Si à cela nous ajoutons, en
faveur des parties basses d'une ville, l'écoulement facile
des égoûts, un sol dur ou rocheux, et l'importation du
poison dans les parties supérieures de la ville, nous
trouverons des motifs suffisants pour expliquer les faits,
en apparence si contradictoires. Chaque ville peut pré-
senter dans ses divers quartiers des conditions de salubrité fort différentes, qui demandent à être étudiées
isolément et n'admettent pas de conclusions générales.

B) Nature du terrain.—Fourcault a, le premier, étudié cette question au point de vue géologique. Nous ne
pouvons entrer ici dans les détails de ses appréciations;
il suffit de dire qu'un terrain *poreux*, *humide*, est favorable au choléra, tandis que les roches calcaires et autres lui semblent contraires. Pettenkofer a aussi étudié
cette question, et il est arrivé aux conclusions suivantes :

1o La qualité du sol d'une localité contribue beaucoup
au développement du choléra, lorsque celui-ci est importé. C'est moins la constitution géologique que l'état
d'agrégation physique qui importe. Tout terrain poreux,
léger et propre à absorber les fluides, est favorable au
choléra ;

2º Dans les localités bâties sur du roc, le choléra ne deviendra point épidémique. Cette thèse, généralement vraie, doit néanmoins admettre quelques exceptions : telles sont l'épidémie dans la caserne du château d'Avignon (Picard), celle de Bude-Pesth (Tormay), de Helsingfors (1848), et autres ; mais il ne serait pas sans intérêt de savoir dans quel état de salubrité ces localités se trouvaient, ce qui, seul, pourrait affirmer ou infirmer l'exception ;

3º La position d'une maison ou d'une localité au fond d'un vallon, ou vers laquelle la pente du terrain converge de tous côtés, se prête à un haut degré à la propagation du choléra ; il l'explique par le manque d'écoulement des eaux impures. Il rapporte, ainsi que Creutzer à Vienne, quelques faits éclatants à l'appui de cette thèse.

L'humidité du terrain est, d'après les observateurs de tous les pays, un agent auxiliaire très-important. On l'observe dans les contrées inondées, le long des fleuves et des rivières, dans les parties de villes qui en sont baignées ; dans la grande mortalité, parmi ceux qui habitent des souterrains et des caves, c'est moins l'action de l'humidité même qui en est la cause, que sa propriété de favoriser à un haut degré la putrescence des matières organiques dans le sol.

Des contrées marécageuses où la malaria domine ont quelquefois été ravagées d'une manière remarquable ; on avait déjà constaté aux Indes l'influence pernicieuse des marais sur les troupes ; dès le moment qu'on les cantonnait sur une élévation, le choléra cessait ses ravages. Les mêmes observations ont été faites en Allemagne par Pettenkofer et autres.

L'accumulation d'hommes sur un petit espace favorise la propagation du choléra. C'est parmi les troupes en campagne que ce fléau exerce ses plus grands ravages ; dans sa course nomade, c'est dans les grandes villes qu'il fait volontiers station et qu'il établit sa demeure. Les relations actives et intimes des grandes villes, et plus encore l'infiltration du sol par des matières putrescentes et leur influence sur l'air, en sont les causes les plus apparentes. Dans les villes mêmes, les rues les plus étroites, les maisons les plus peuplées, fournissent les plus nombreuses victimes. On voit quelquefois des exemples où l'influence des exhalaisons animales dans des chambres mal ou point aérées, reproduit partout dans les mêmes conditions une mortalité effrayante.

C'est particulièrement la *malpropreté des maisons et des rues, l'accumulation d'ordure* en *état* de *décomposition* qui deviennent des auxiliaires puissants du choléra. Les faits qui corroborent cette assertion sont tellement nombreux que nous n'avons pas besoin d'insister davantage.

Pernicieuses surtout sont les émanations provenant des lieux d'aisance. On a toujours observé l'influence délétère de ces gaz, lorsqu'on les respirait longtemps, comme dans les chambres à coucher.

On a d'abord cru que ces gaz ne causaient qu'un état maladif, mais depuis que les études sur ce sujet ont pris une direction plus positive, on est arrivé à la conclusion qu'il s'opérait là où les évacuations des cholériques rencontraient des matières animales en putréfaction, une multiplication directe et une intensité plus grande du poison du choléra, et que la décomposition de ces matières et leur infiltration sous le terrain des maisons, est une des sources les plus fécondes du choléra. Les maisons entourées d'égoûts ou autour desquelles les liquides des latrines et du fumier circulent, sont éminemment prédisposées aux atteintes de cette maladie.

C'est ainsi qu'on a reconnu (Pettenkofer, Delbrük et autres) dernièrement que les lieux d'aisance, les cloaques, les chaises percées, les vases de nuit ou autres qui ont servi à recevoir les évacuations des cholériques, devenaient de véritables foyers d'infection.

Un autre ordre de causes auxiliaires se trouve dans certaines *conditions variables* avec la température.

L'influence des *saisons* sur le choléra ne se laisse point méconnaître.

Dans l'Europe centrale, l'été et l'automne sont les moments de la plus grande extension de la maladie. Avec la chaleur de juillet et d'août, l'épidémie commence à atteindre son maximum, à diminuer en septembre, pour s'éteindre vers la fin d'octobre. Cette règle n'est pourtant point sans exception ; ainsi la grande épidémie de Paris débuta au mois de mars, et à Halle, en 1848, au mois de décembre ; à Berlin, le choléra dura tout le mois de janvier ; à New-York, il éclata au plus gros de l'hiver (1848) et la maladie domina avec violence à Saint-Pétersbourg, à Bergen (Norwége) pendant un froid durant lequel le mercure gelait dans le thermomètre. Dans plusieurs villes, en Allemagne, on a remarqué que le choléra hivernait, faisant quelques victimes pendant la saison froide et reparaissant avec violence dès que le printemps amenait une température plus élevée (Bohême, Westphalie). Il ne faut cependant point envisager la température comme le seul point en considération : l'état de l'atmosphère, pluie, vents, changement fréquent et brusque de la température, orage et tension électrique, semblent tous exercer une grande influence sur la plus ou moins grande intensité du choléra. C'est surtout la chaleur humide qui favorise à un si haut degré la putréfaction, qui contribuera à une épidémie plus violente ; un poison gazeux ou volatil se maintiendra plus longtemps dans un air calme qu'agité par des vents.

Tout ce que l'on a dit sur l'influence de la plus ou moins grande quantité de l'ozone sur le choléra est beaucoup trop problématique pour nous occuper ici.

On a affirmé qu'une atmosphère imprégnée d'acide carbonique (comme dans les brasseries de bière) garantissait contre cette maladie : la même observation a été faite d'un air rempli de poussière de cuivre, comme celui que respirent les chaudronniers et ouvriers en ce métal, et on recommande de porter des plaques ou armatures de cuivre (Burq) ; mais ces assertions demandent encore des confirmations bien plus sérieuses avant d'être admises comme faits.

Les causes auxiliaires individuelles sont non moins importantes. Dans une population sous l'influence du choléra, la diarrhée affecte à des degrés différents ; ainsi, des personnes exposées aux mêmes émanations délétères sont prises, les unes par un choléra qui les emporte en peu d'heures, les autres ne sont que faiblement atteintes, ou point du tout.

Le sexe n'exerce aucune influence et l'état de la grossesse ne donne aucune immunité contre la maladie.

Aucun âge n'en est à l'abri ; cependant, la mortalité parmi les enfants est moindre que chez les adultes.

La pauvreté avec tout ce qui s'y rattache livre une immense majorité de victimes à ce fléau. C'est essentiellement parmi le prolétariat que le choléra fait ses plus grands ravages, et on peut dire en proportion directe de l'abaissement moral et physique.

Lorsqu'on étudie cette question de plus près, on trouve bientôt que les ouvriers qui mènent avec leur famille une vie réglée, qui sont assez payés pour s'accorder une nourriture réellement réparatrice des forces dépensées, et où la femme veille avec soin à la propreté de la demeure, sont beaucoup moins exposés au choléra que ceux mal retribués et réduits à la misère. Parmi les diverses professions, on a constaté qu'à Berlin les teinturiers, bateliers et pêcheurs étaient les plus maltraités ; à Paris, c'étaient les blanchisseuses (dans les deux cas, à Berlin et à Paris, on voit que le choléra sévit préférablement sur les personnes dont les travaux s'opèrent dans des eaux où se jettent les égoûts et où se lave le linge ayant appartenu à des cholériques). Les quartiers fréquemment visités par le typhus, qui a tant d'analogie avec le choléra, sont aussi ceux que ce dernier choisit de préférence, à savoir les maisons et les rues les plus pauvres.

On a prétendu que ceux qui ont eu une fois le choléra ne l'auront pas une seconde fois ; cette assertion, quoique généralement vraie, n'est pourtant pas sans exception ; nous connaissons plusieurs personnes qui l'ont eu deux fois.

Le séjour prolongé dans une localité où règne le choléra semble diminuer la disposition, tandis que des étrangers ou ceux qui ont pris la fuite à son début, y sont plus facilement exposés.

Des constitutions affaiblies, quelle qu'en soit la cause, et des malades, sont plus exposés au choléra que ceux en bonne santé. C'est ce qui explique en partie, aussi, la violence de l'épidémie dans les hôpitaux, dans les *work houses* en Angleterre, à la Salpétrière, etc.

Les convalescents, d'autres maladies en sont également souvent la proie.

Parmi ces maladies, les affections catarrhales, chroniques, des voies digestives, y prédisposent d'une manière très-évidente.

Le choléra choisit avec une grande préférence les ivrognes, chez lesquels il détermine toujours les accidents les plus graves.

Parmi les causes occasionnelles, il faut mentionner

avant tout les *écarts de diète;* tout ce qui trouble une
digestion régulière en temps d'épidémie, peut avoir
les conséquences les plus fâcheuses ; toutes les substances végétales aqueuses ou contenant beaucoup d'a-
cide, les viandes trop faites ou en état de décomposition,
les corps gras, beaucoup d'eau froide, ou glacée, comme
tout ce qui, individuellement, est de digestion difficile,
peut devenir une cause d'indigestion entraînant à sa
suite le choléra. On entend souvent dire par ceux qui
aiment le vin et la table, que la vie régulière et sobre
n'empêche point d'être pris par la maladie. Lors même
que cette objection serait faite sérieusement, aucune
personne sensée ne s'y laisserait prendre; et on n'aurait
qu'à consulter les bulletins des hôpitaux de Paris, — qui
constatent que les admissions des cholériques étaient
toujours plus nombreuses le lundi et le mardi que le
reste de la semaine, — pour en reconnaître l'erreur.

Enfin les refroidissements, comme toute autre cause
qui diminue l'énergie de l'organisme et l'affaiblit, le
prédispose en même temps aux atteintes de ce fléau.

Nous venons de consigner les modes de propagation
du choléra, sur lesquels il n'existe aucune différence
dans l'opinion de ces hommes de science toujours ar-
dents à la recherche de la vérité. Il ne nous reste, à
nous maintenant, qu'à déduire des indications qui nous
sont fournies les moyens propres à nous garantir de
l'invasion du fléau, ou lorsqu'elle a eu lieu, d'en para-
lyser les effets.

Mesures de salubrité publique

Les relations si actives du commerce rendent tous
les cordons sanitaires absolus, impossibles ; d'ailleurs,
malgré les mesures les plus rigoureuses et les plus com-
plètes, prises par la Suède en 1847-50 et à Milan en 1854,
le choléra à néanmoins trouvé son chemin dans ces
États qu'on voulait isoler. Ceci s'explique facilement par
le fait qu'une simple diarrhée cholérique, qui permet de
voyager et contre laquelle aucun cordon sanitaire ne peut
s'établir, peut causer une épidémie ; les quarantaines
dans les ports de mer ne garantissent pas, non plus,
d'une manière efficace ; mais on peut, néanmoins, prendre des mesures d'une grande utilité. C'est là surtout
où chaque particulier peut contribuer dans une si
large part aux mesures prises par les autorités, et qui
ne seront complètement efficaces qu'en tant que chacun
les secondera sans réserve. Dès qu'un cas se déclare
dans une maison, il faut immédiatement mêler aux
évacuations de toute nature une solution de sulfate de
fer, et les mettre dans une fosse à part ; en même temps,
on versera également dans les lieux d'aisance, une solu-

tion de sulfate de fer de un à plusieurs kilog., suivant la capacité et le contenu de la fosse.

Le sulfate de fer arrête la putréfaction des matières animales et organiques, en formant des combinaisons nouvelles inoffensives pour l'homme; c'est surtout en s'emparant des gaz ammoniacaux hydrosulfurés, les plus puissants facteurs du choléra, que le sulfate de fer devient un des préservatifs les plus efficaces. (1)

En même temps qu'on a pris ces mesures, on placera sous le lit du malade un vase, pas trop petit, avec une solution de chlorure de chaux pour absorber les gaz délétères.

Le linge du malade, qu'on change, doit-être immédiatement immergé dans une solution de chlorure de chaux, et lorsque ce dernier vient à mourir, on l'entourera d'un drap de lit trempé dans la même solution; tout le linge du lit doit-être soumis au même traitement ou bien mieux encore brûlé.

Nous avons montré plus haut qu'une simple diarrhée cholérique peut occasionner une épidémie plus ou moins étendue; il est donc du devoir de chacun qui en est atteint de suivre les mêmes procédés de désinfection que nous venons d'indiquer pour le choléra confirmé. En général, dès le moment que le choléra se déclare dans une localité, chacun a intérêt d'employer ce moyen

---

(1) Pour constater si ces gaz ammoniacaux sont complétement neutralisés, on exposera une bande de papier de curcuma dans le tuyau des lieux d'aisance; aussi longtemps que ce papier se change en brun, les gaz ne seront point neutralisés, et il faudra ajouter la solution jusqu'à ce que le papier ne change plus de couleur.

de désinfection, si simple en même temps que si efficace, pour sa propre conservation. Il serait bon que les propriétaires des maisons soient forcés par les autorités de le faire, comme c'est le cas à Paris pour les vidanges (1); ces désinfections devraient se faire au moins tous les deux jours.

Non moins efficaces et d'une portée plus étendue encore seront les mesures contre les *causes auxiliaires* du choléra. Les localités qui, dans des épidémies précédentes, avaient déjà été visitées d'une manière remarquable, doivent être soumises à un examen minutieux et les habitations humides, malpropres, subir une purification radicale, les murs blanchis à la chaux, et ventilés pendant longtemps. Là où cela ne pourrait se faire, il faudrait faire abandonner les lieux par les habitants; c'est ce qu'on fit à Bâle, en 1855 avec un succès très-marqué.

Chaque propriétaire de maison doit être tenu d'en vider les fosses au début d'une épidémie, après les avoir bien désinfectées, de ne point laisser s'accumuler du fumier et des ordures dans les cours, écuries ou devant les habitations; de faire écouler les eaux stagnantes ou croupissantes autour des maisons.

Les lieux d'aisance mal construits doivent être améliorés et l'on doit fermer ceux qui, par leur mauvaise construction, menacent de devenir des foyers d'infection.

Dans quelques villes de l'Allemagne (Mecklembourg,

---

(1) Les autorités de Nice viennent de prendre la même mesure.

Wurtemberg, 1854), où l'autorité a fait exécuter la désinfection par le sulfate de fer, l'épidémie a été étouffée dans le début.

Telle localité qui, depuis lors, a continué de désinfecter les lieux, a vu disparaître la fièvre typhoïde, qui, auparavant, y régnait en permanence. C'est surtout dans les hôtels, écoles et autres lieux publics que les mesures de désinfection doivent souvent être répétées. On emploie aussi le charbon dans le même but, mais il ne fait qu'absorber les gaz sans en empêcher la reproduction. La chlorure de chaux, le sulfate de zinc et les résidus de manganèse, dans les fabriques de chlore, ainsi que le goudron des usines de gaz, peuvent aussi être employés comme désinfectants, mais ne présentent pas les mêmes avantages et ne sont pas tous aussi sûrs.

Nous passerons sous silence quelques mesures qui sont uniquement du ressort des autorités.

Les précautions personnelles à prendre consistent à éviter tout ce qui peut occasionner un dérangement de l'appareil digestif. Tous ceux qui ont cet organe délicat doivent agir avec la plus grande prudence.

Que l'on mange modérément et que l'on se tienne de préférence à une diète animale ; une petite quantité de vin de Bordeaux ou de Bourgogne sera utile.

Éviter tous les légumes flatulents et ceux que chacun connaît lui-même qu'ils ne lui conviennent pas ; éviter particulièrement beaucoup d'eau froide, les glaces, les boissons acides, trop de fruits et surtout ceux qui ne sont pas bien mûrs ; concombres, courges, melons, prunes, figues, etc. D'autre part, toute modification trop radicale dans la diète est également fâcheuse, et surtout que l'on sache bien que l'insuffisance de nourriture prédispose au choléra.

Pour se garantir contre des refroidissements, on se tiendra les pieds et l'abdomen chauds, surtout lorsqu'on est disposé à la diarrhée ; on évitera les veilles, les fatigues, et l'air de la nuit. Que l'on n'use jamais des lieux d'aisance dans une maison étrangère, et qu'on ne fréquente point ceux qui sont publics. Que l'on se garde bien de ne pas faire usage, pendant le choléra, de purgations ou de laxatifs, ainsi que des remèdes secrets dont les annonces couvrent la quatrième page des journaux.

On a recommandé plusieurs préservatifs, et spécialement le cuivre ; nous devons dire que, jusqu'à présent, on n'en connaît pas de plus efficace que la *désinfection énergique des fosses d'aisance*, la propreté scrupuleuse, la vie régulière, et la tranquillité d'esprit.

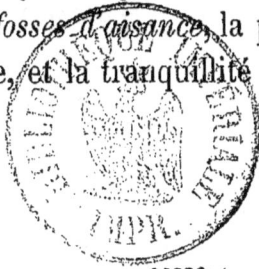

Les sources auxquelles nous avons puisé sont :

JAMESON — *Report on the epid. chol.*, Calcutta 1820.

ANNESLEY — *Treat : on the epid. chol. of India*, London, 1829.

MARCUS — *Choléra à Moscou*, 1832.

LICHTENSTADT — *Le choléra asiat. en Russie.*

BRIERRE DE BOISMONT — *Rélat. du chol. morb. en Pologne*, Paris 1831.

PIROGOFF — *Anal. path. du chol.*, Saint-Pétersbourg, 1845.

BRICQUES ET MIGNOT — *Traité du chol. morb.*, Paris, 1850.

FARR — *Report on the mort. op. chol.*, Lond. 1849-52.

MEYER — *Essais d'innoculat.*, VIRCHOW. Archiv.

SKODA, OPPOLZER, PFEUFER, *gaz. hebd de Vienne* 1854.

LEBERT — *Lectures sur le choléra*, Erl. 1854.

DELBRUCK — *Rapport sur l'épidémie du choléra à Halle*, 1855.

THIERSCH — *Essais d'infection sur des animaux*, Munich, 1856.

PETTENKOFFER — *Rapport général au gouvernement sur le mode de propagation*, Munich, 1855.

MEYER — *Annal de charité*, VII, 1856.

GRIESINGER — *Pathologie* rédigée par VIRCHOW, 1857.

NICE

TYPOGRAPHIE DE V.-EUGÈNE GAUTHIER ET Cᵉ

DESCENTE DE LA CASERNE, 1

1865

10

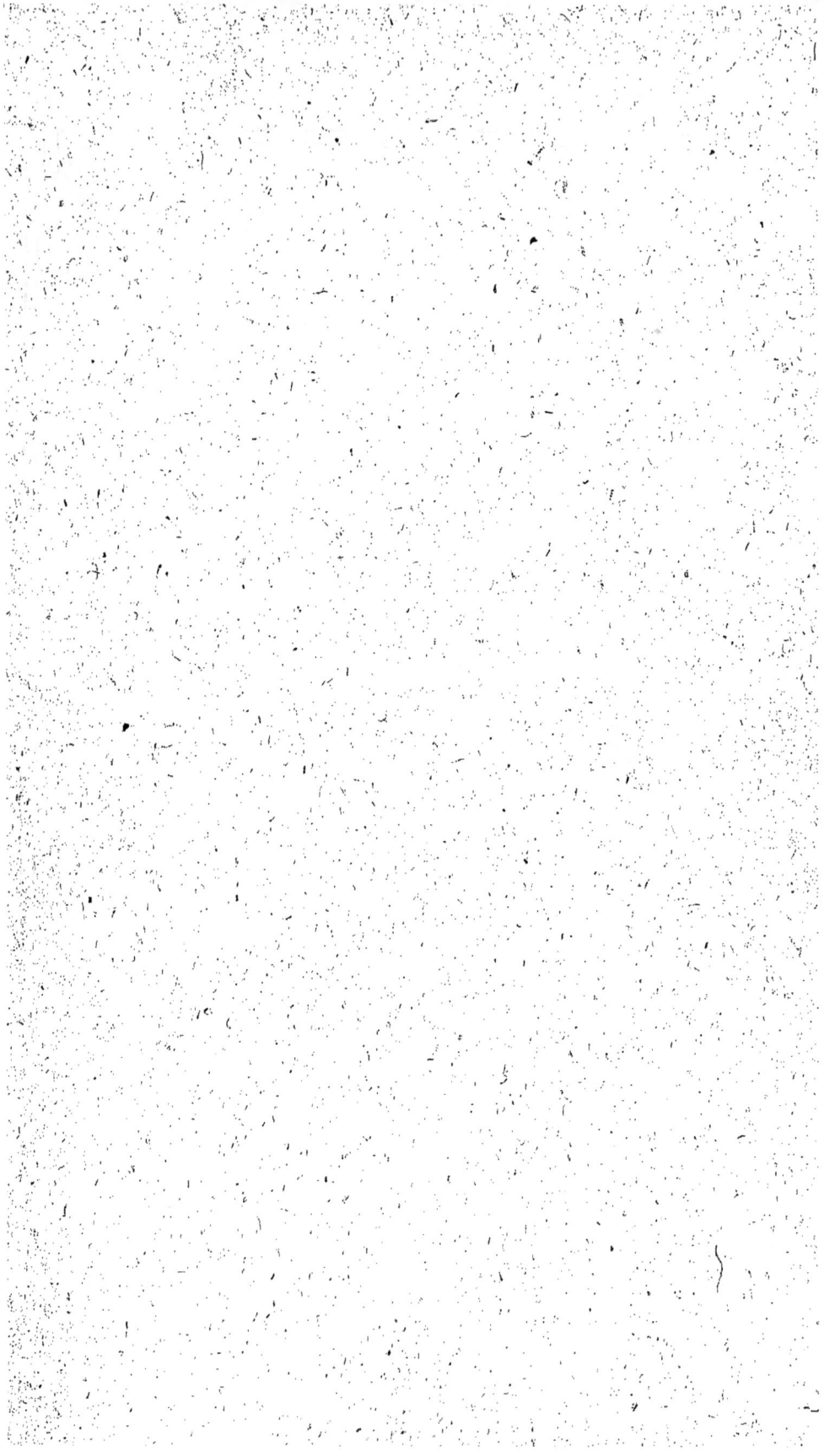

www.ingramcontent.com/pod-product-compliance
Lightning Source LLC
Chambersburg PA
CBHW071416200326
41520CB00014B/3477